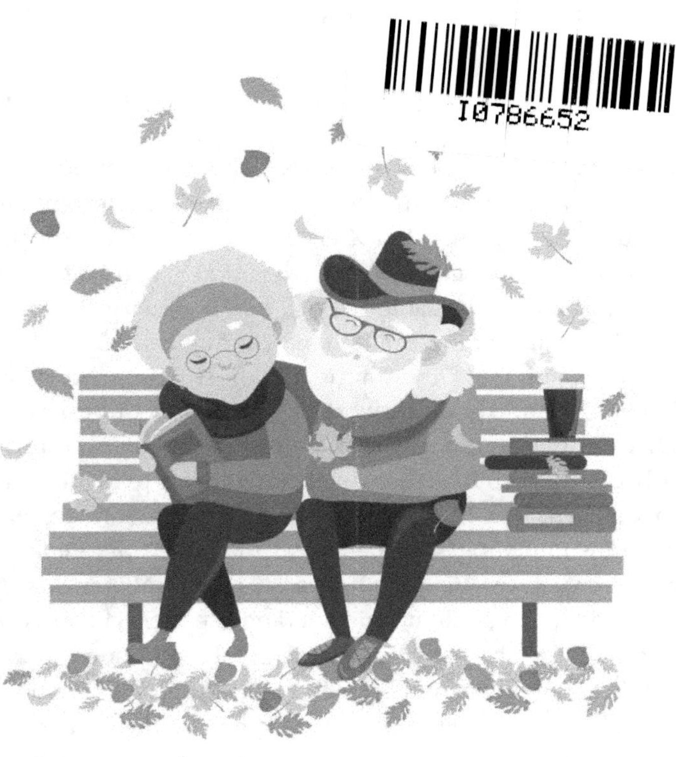

Die meisten Senioren lieben Rätsel- und Ratespiele, denn diese meist zwanglosen Aufgaben sorgen bei vielen Bewohnern für eine angenehme Abwechslung vom alltäglichen Tagesablauf. Besonders durch altersgerechte, seniorenfreundliche Quizfragen können Sie als Betreuungskräfte bzw. Alltagsbegleiter/-innen Ihre Bewohner geistig aktivieren und sie auf diese Weise kurzzeitig aus dem sich ständig wiederholenden Alltagstrott herauslotsen. Gestalten Sie einfach mit Hilfe dieses kleinen und preisgünstigen Wortsuchrätselheftes eine lustige und abwechslungsreiche Gedächtnistrainingseinheit für Ihre Bewohner und regen Sie somit Ihre Teilnehmer zum Nachdenken und Mitmachen an.

Einige Fragen sind bewusst etwas schwerer, um auch geistig fitte Personen anzusprechen oder die Rateteilnehmer in eine falsche Richtung zu lotsen. Das Ziel dieser Fragen ist nicht, dass die Bewohner alle Lösungen sofort wissen oder sich überfordert fühlen, sondern dass der gesuchte Begriff, durch „mehrere" Fragen erkannt wird. Es ist also völlig egal, ob man auf einzelne Fragen immer eine Antwort parat hat. Es kommt auf die Kombinationsfähigkeit der Teilnehmer an. Als verantwortungsvolle Betreuungskraft sollten Sie daher vor der Nutzung dieses Heftes überlegen, ob Ihre Teilnehmer noch die notwendigen geistigen kognitiven Fähigkeiten besitzen, um die gesuchte Hauptlösung überhaupt zu finden. Nehmen Sie sich bitte unbedingt die Zeit, und überlegen Sie genau, ob dieses Angebot zu Ihren Bewohnern passt. Es ist völliger Blödsinn, wenn Sie diese Fragen an demenziell veränderte Menschen richten, die der Fragestellung überhaupt nicht mehr folgen können und schon mit alltäglichen Aufgaben überfordert sind. Auch für Personen, die zum Beispiel in einer geschlossenen Demenz-Abteilung eines Heimes leben, sind diese Fragen viel zu schwer und erzeugen mehr Frust als Freude. Sollten Sie also auf einer solchen Abteilung arbeiten, nutzen Sie das Angebot bitte nicht. Natürlich ist uns klar, dass dies den meisten Anwendern bewusst ist, leider haben wir jedoch in der Testphase zu diesem Buch feststellen müssen, dass es auch in der Betreuung „Spezialisten" gibt, denen das völlig egal ist. Also noch einmal ausdrücklich: Dieses Heft ist für Bewohner geeignet mit Pflegegrad 1 bis 3, aber nicht für jeden Bewohner mit Pflegegrad 1 bis 3, denn es gibt immer wieder Ausnahmen.
Achten Sie daher unbedingt auf die individuell vorhandenen Fähigkeiten und nutzen Sie das Arbeitsmaterial nicht unüberlegt.

Danke schön.

Umschreibung
Liebe

Wortsuchrätsel für Senioren
Band 4

 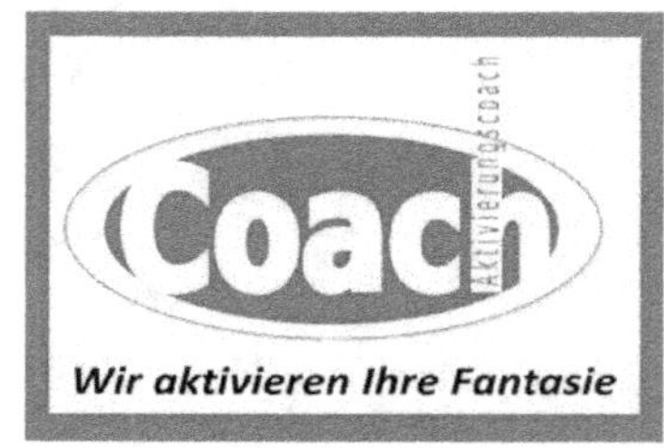

1.Auflage
Vollständige Taschenbuchausgabe

So funktioniert das Beschäftigungsangebot

In dieser Aufgabe geht es nun darum, Begriffe zum Thema „Liebe" zu erraten. Dazu lesen Sie bitte Ihren Bewohnern nach und nach die 6 Hinweissätze vor. Nach jedem Hinweissatz sollen die Bewohner versuchen, den gesuchten Begriff zu erraten. Geben Sie Ihren Teilnehmern dafür bitte immer genügend Zeit. Finden Ihre Gruppenteilnehmer die gesuchte Lösung nicht, wiederholen Sie den bereits vorgelesenen Hinweissatz noch einmal und ergänzen Sie diesen mit einem weiteren neuen Hinweissatz. Dies geht solange weiter, bis Ihre Teilnehmer anhand der Umschreibungssätze den gesuchten Begriff letztendlich erraten haben oder es keinen weiteren Hinweissatz mehr gibt. Erklären Sie vor dem Vorlesen Ihren Bewohnern bitte wieder die Aufgabe mit Ihren eigenen Worten oder nutzen Sie bitte den vorformulierten Vorlesetext:

Mustertext zum Vorlesen

Diese Aufgabe ist eine Rateaufgabe. Es geht darum, anhand von Umschreibungssätzen zu erraten, was für ein Suchbegriff gesucht wird. Natürlich hat die Lösung wieder mehr oder weniger mit unserem heutigen Thema zu tun. Das da lautet?… (Warten Sie auf eine Rückantwort Ihrer Bewohner) … LIEBE. Lassen Sie uns nun, mit dem ersten Begriff beginnen.

Was könnte das sein? 

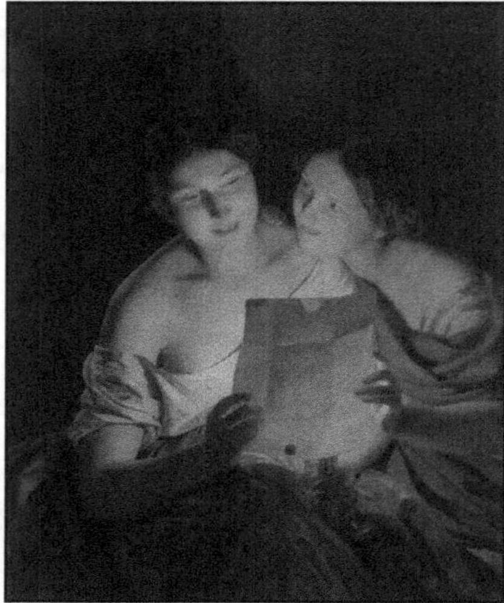

Ein schnuckeliger
Postillion
bringt
den Gesuchten ins
Haus.

Der leidenschaftliche
Autor
macht seinem
Herzen
Luft.

Mitunter schmeichelt er mit Rosenduft
und besticht mit beeindruckender Romantik.

Wer ihn in den Händen hält,
dem offenbart sich eine neue Welt.

Seine Lektüre lässt des Lesers Wangen erröten.

Der gesuchte Begriff lautet:

„Liebesbrief"

Dank ihr sieht die schnöde Welt plötzlich ganz strahlend aus.

Diese großartige Hilfe kann man leider nicht kaufen.

Sie ist ein Produkt der körpereigenen Hormone.

Als Begleiter wählt sie gern einen gleichfarbigen Teppich aus Wolken.

Die Gesuchte ist federleicht, denn sie wiegt kein einziges Gramm.

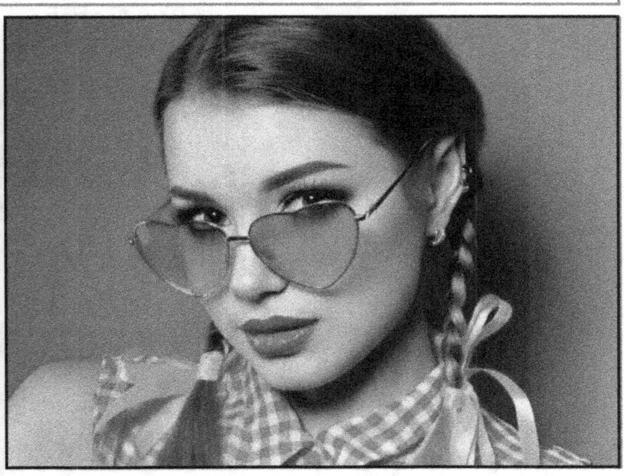

Sie besitzt ein wankelmütiges Wesen - jetzt ist sie da und dann wieder weg.

Der gesuchte Begriff lautet:

„Rosarote Brille"

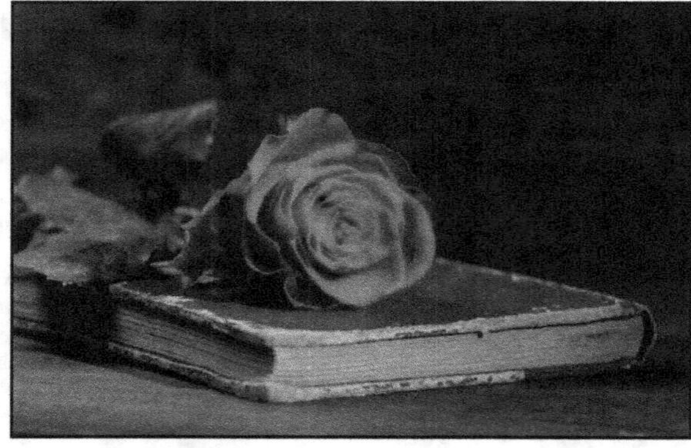

Wer sich darin vertieft, taucht ab in einen Kosmos voller Gefühle.

Es spricht alle Sprachen der Erde.

Sein Ende kann glücklich oder unglücklich sein.

Seine Hülle ist fassbar, während sein Inhalt oft unfassbar ist.

Ausgewählte Exemplare sind Forschungsgegenstände und gehören zur Weltliteratur.

Der gesuchte Begriff lautet:

„Liebesbuch"

Die flatterhaften, schönen Wesen
treiben gern Schabernack mit den Menschen.

Ihr flirrendes Tun verwirrt Körper und Geist.

Dem einen verleihen sie
mächtige Flügel,
dem anderen eher etwas
Unbehagen.

Ein zarter Flügelschlag
nur bringt das Herz
zum Klopfen und den
Magen aus dem Takt.

Die Ursache des gesuchten Zustandes
ist meist ein geliebter Mensch.

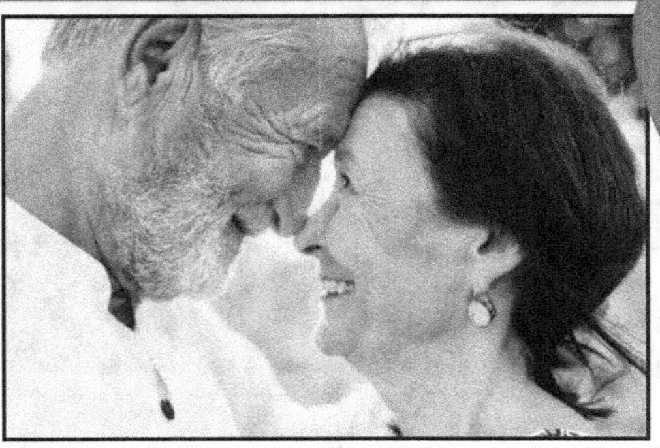

Auch im Alter ist niemand vor dem Flattern gefeit.

Der gesuchte Begriff lautet:
„Schmetterlinge im Bauch"

Er ist der schöne Vorbote einer verheißungsvollen Verbindung.

Er schafft den Spagat zwischen einem großen Versprechen und dessen Umsetzung.

Wer ihn mit Stolz trägt, ist weg vom Jahrmarkt der Eitelkeiten.

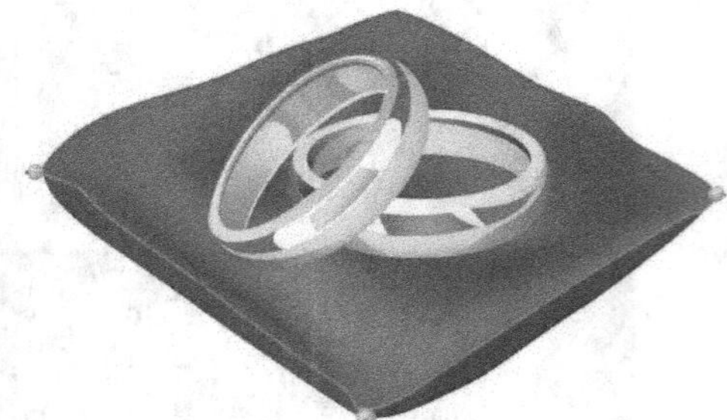

Vor seiner Übergabe ist ein veritabler Antrag fällig.

Ist die Sache dann in Sack und Tüten, steigt schon mal eine tolle Party.

Gold und Silber liebt er sehr. Kommt manchmal im anderen Kleid daher.

Der gesuchte Begriff lautet:

„Verlobungsring“

Aller guten Dinge sind nicht immer drei.

Doppelt hält besser.

Zwei Herzen sind hier innig verbunden.

Yin und Yang haben zueinander gefunden.

Zwei schnäbeln und herzen sich liebestrunken.

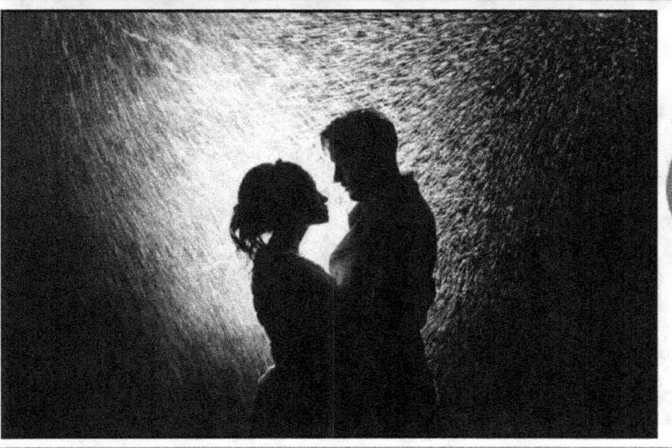

Mal dauert es ein Leben lang und mal nur eine Saison.

Der gesuchte Begriff lautet:

„Liebespaar"

Mit Rotkraut kombiniert ist es ein wahrer Zungenbrecher.

Sein spektakulärer Auftritt ist meist einmalig.

Je nach Geschmack fällt es opulent oder dezent aus.

Es wird mit Stolz
und voller Liebe getragen.

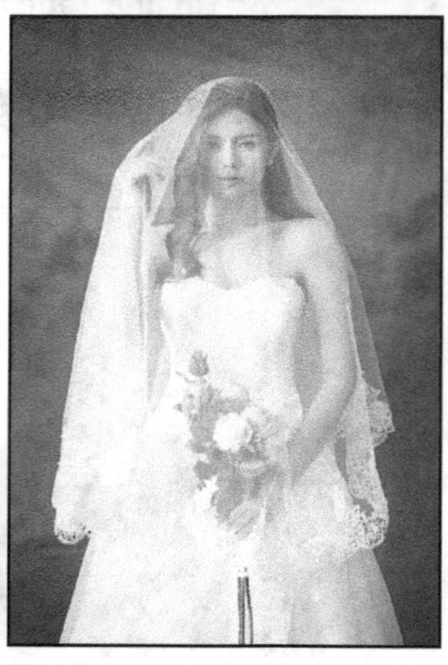

Auf einer Modenschau
kommt es stets
als Höhepunkt zuletzt.

Als Gewand mit Sonderstatus genießt es hohes Ansehen.

Der gesuchte Begriff lautet:

„Brautkleid"

Er bringt liebliche Kunde und kommt in vielerlei Gestalt.

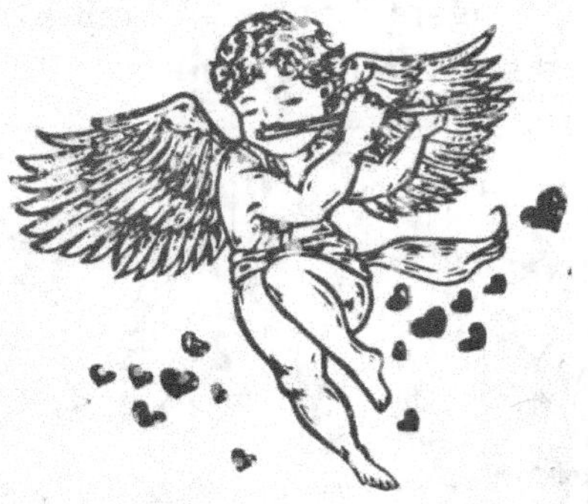

Die Sprache der Blumen beherrscht er virtuos.

Liebliche Vögelchen und dralle Putten sind seine ständigen Begleiter.

Ganz sanft hingegen kommt seine sinnliche Botschaft als Gedicht daher.

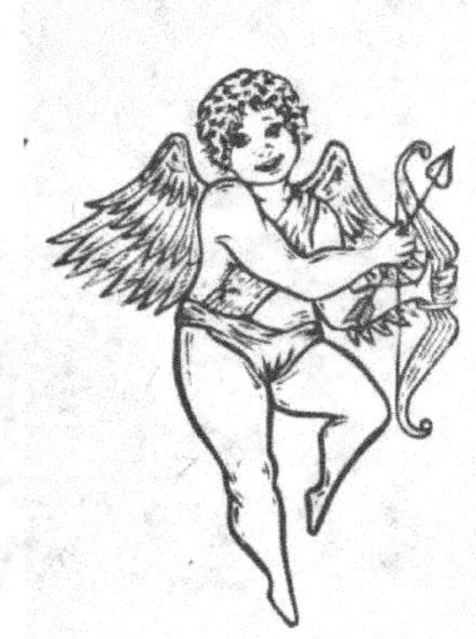

Mit Musik im Schlepptau bezirzt er alle Sinne und verführt Herzen obendrein.

In seinem Köcher schlummern ganz besondere Pfeile.

Der gesuchte Begriff lautet:

„Liebesbote"

Wer optimistisch herangeht, hat mehr Freude an seinem überraschenden Gegenüber.

Es ist ein Test mit offenem Ausgang.

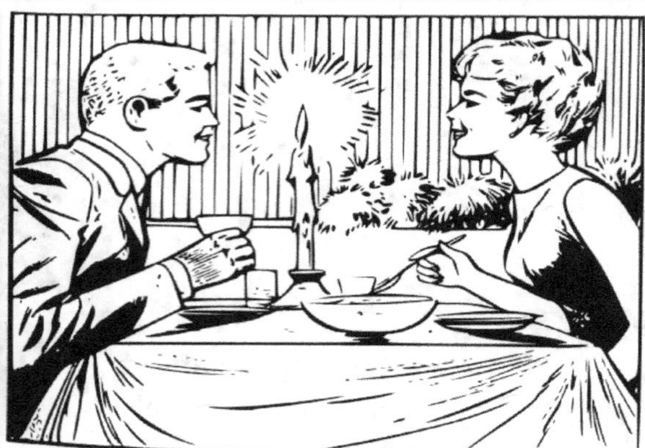

Auch Justitia spricht ihr Urteil mit einer Binde vor den Augen.

Mitunter landet man ganz unerwartet einen echten Volltreffer

Wenn es beim ersten Mal passt, gibt es bestimmt ein Wiedersehen.

Der gesuchte Begriff lautet:

„Blind Date"

Es verführt mit süßem Geschmack und schmeichelnder Form.

Paris fällte sein Urteil und reichte Aphrodite das verzauberte Obst.

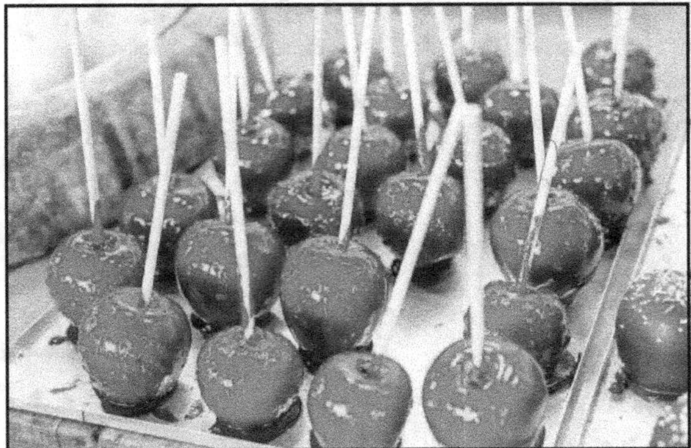

Adam und Eva verloren das Paradies wegen eines einzigen Happens.

Nüchterne Parteien denken:
Gibst Du mir - so gebe ich Dir.

Zwischen Partnern regelt er rechtlich Relevantes.

Klagst Du seinen Inhalt ein, wirst Du wohl nicht länger glücklich sein.

Am
Ende
gehen
die
Beteiligten
dennoch
auseinander.

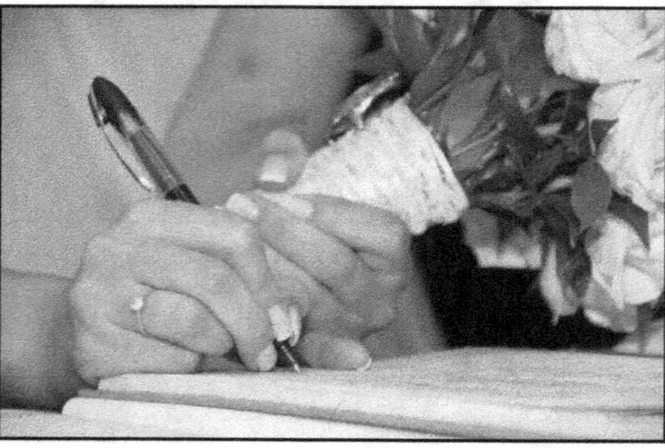

Klüger ist oft, wer auf Zugewinn und Vertrauen setzt.

Der gesuchte Begriff lautet:

„Ehevertrag"

Der Knabe ist ein waschechter Römer.

Er sieht die Welt durch seine
Phantasie und nicht
durch seine Augen.

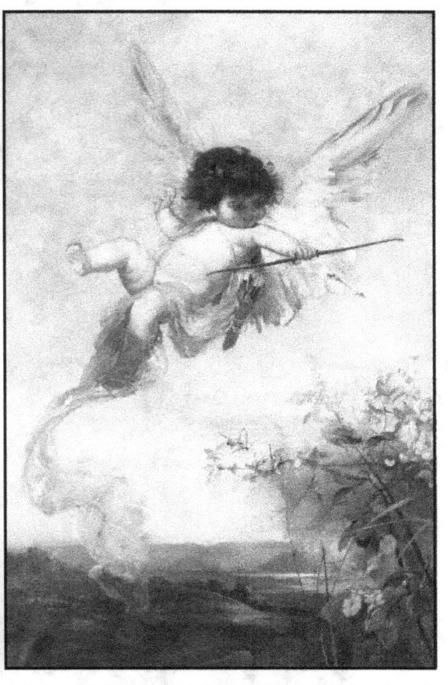

Scharen von
nackten Knäblein
geben ihm Geleit.

Gern setzt er
für seine Späße mit
Leidenschaft getränkte
Pfeile ein.

Keiner kann sich
seinen wechselnden Launen
widersetzen.

Der gesuchte Begriff lautet:

„Amor"

In trauter Zweisamkeit schwelgen die Herzen und träumen von der Zukunft.

Für manche werden Jahre draus.

Auf Reisen verbringen die meisten diese goldene Zeit.

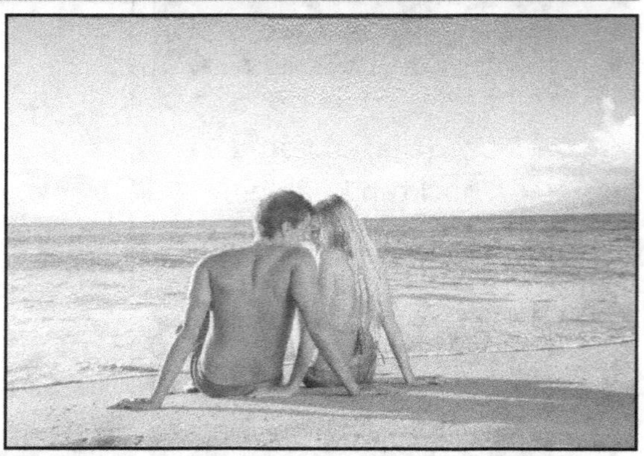

Es ist die glückliche Periode vor den Stürmen des Liebesalltags.

Hier hängt der Himmel voller Geigen.

Der gesuchte Begriff lautet:

„Flitterwochen"

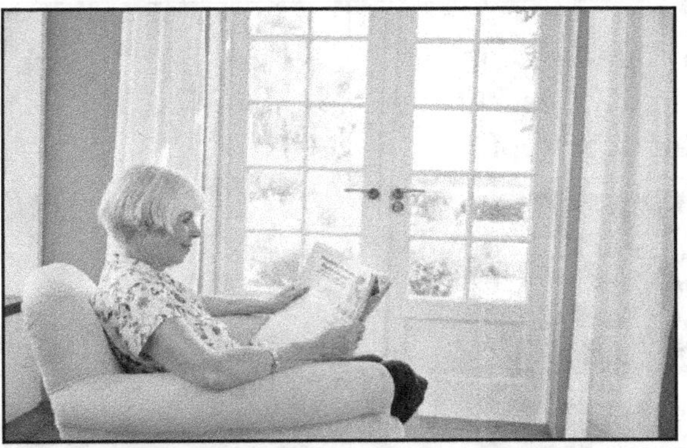

Die
Gesuchte
ist
der
erste
Schritt zu
neuem
Glück.

Sie bringt stets neue Begegnungen zustande.

Wer sein Anliegen auf den Punkt bringt, liegt bestens
im Rennen.

Diese wunderbare Angelegenheit ist eine Herzenssache.

Mal dauert es, mal kommt der Gesuchte Hals über Kopf.

Ein wenig Romantik und Verführung schaden dabei nicht.

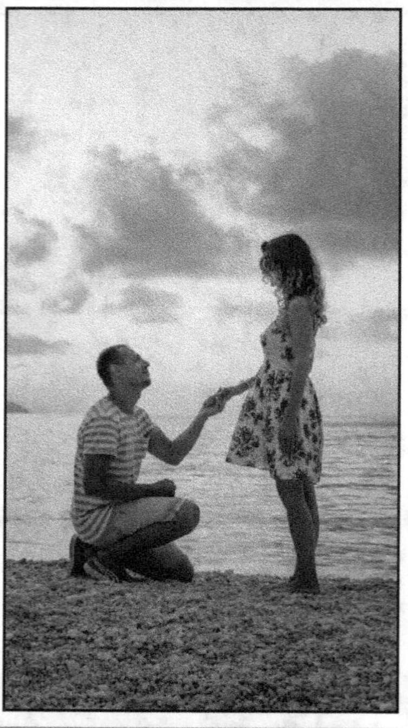

Mitunter geht dabei jemand auf die Knie.

Nur selten wird er abschlägig beschieden.

Hierbei werden die Weichen für eine gemeinsame Zukunft gestellt.

Der gesuchte Begriff lautet:

„Heiratsantrag"

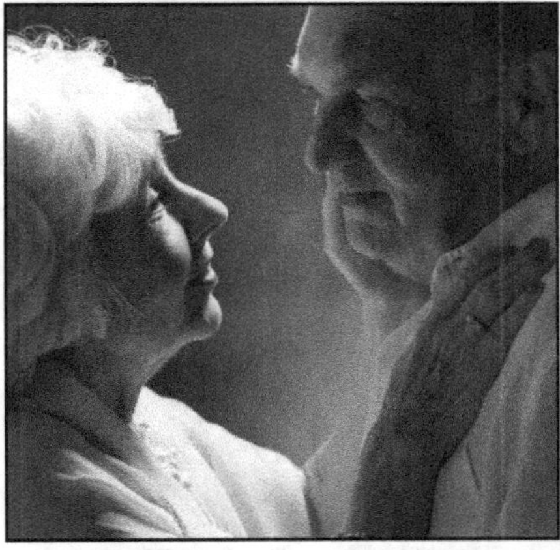

Der geheimnisvolle
Inhalt beflügelt
die Gefühlswelt der
Trinkenden.

Kräuter, Wein
und
Gewürze betören die
Sinne.

Sein starker Zauber setzt Leidenschaft
und Zuneigung in Gang.

Wohl dem, der um
die magischen
Kräfte des Trunks
weiß.

Seine Rezeptur gibt es in vielen Varianten, doch sie ist
stets geheim.

Der gesuchte Begriff lautet:

„Liebeselixier"

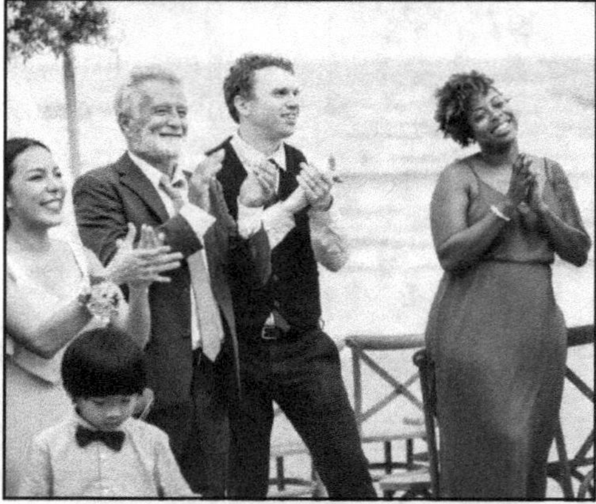

Diese Traumrolle kann mit einer oder mehreren Personen besetzt werden.

Gute Freunde übernehmen gern die ganz besondere Schirmherrschaft.

Was unter vielen Augen geschieht,
hält mehrfach besiegelt sicher länger.

Was dem Bräutigam sein bester Freund ist, ist der Braut die beste Freundin.

Für Junggesellen und Brautjungfern hat Amor immer einen Pfeil im Köcher.

Der gesuchte Begriff lautet:

„Trauzeuge"

Je inniger man verbunden war, umso schmerzlicher ist die Trennung.

Ein gebrochenes Herz sorgt für sehr tiefen Schmerz.

Gute Freunde sind die beste Medizin auf dem Wege der Genesung.

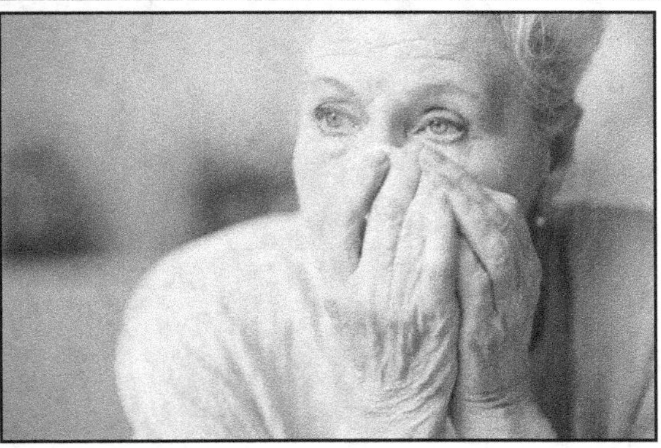

Hat man ihn endlich überwunden, erscheint die Welt im neuen Licht.

Lebhaft und laut ist dieser uralte Brauch vor dem Haus der Braut.

Mit viel Getöse werden die bösen Geister vertrieben.

Spiegel und Glas sind bei dem Treiben tabu.

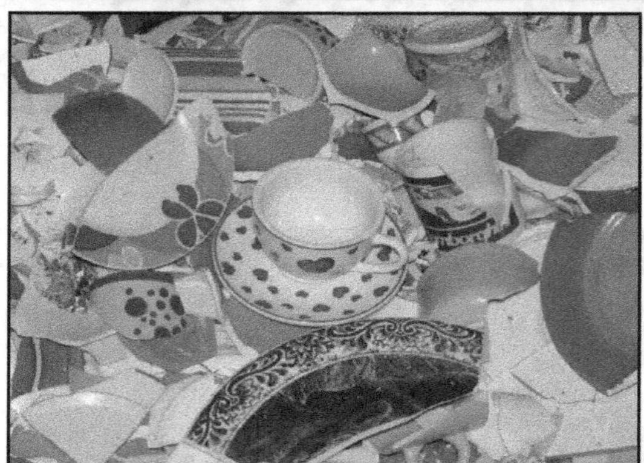

Wer sich an dem Vergnügen beteiligt, erhält Speis und Trank.

Porzellan und Steingut sind die bevorzugten Wurfobjekte.

Ist alles zu Bruch gegangen, beginnt bei Tagesanbruch ein neuer Lebensabschnitt.

Der gesuchte Begriff lautet:

„Polterabend"

Hier schmachten die Augen und liebliche Musik ertönt.

Heerscharen von Darstellern buhlen um die Gunst des Publikums.

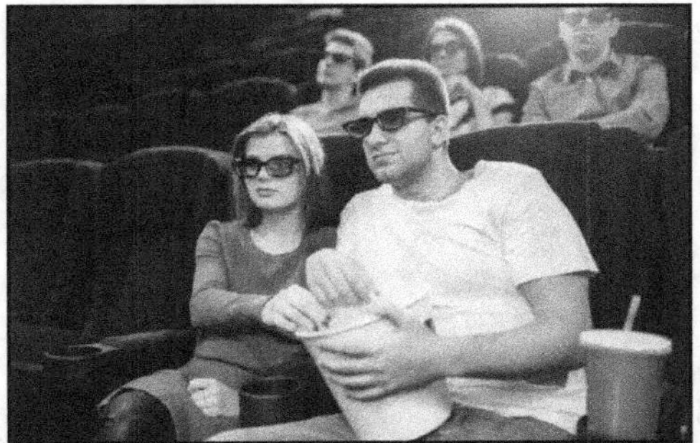

Millionen Menschen lassen sich gern in den Bann der Leidenschaft ziehen.

Widerstände und Missverständnisse sind die Würze des Geschehens.

Gefühlvolle Worte
und
tiefe Blicke gehören einfach
dazu.

Gelungene Kunstwerke begeistern Generationen.

Der gesuchte Begriff lautet:

„Liebesfilm"

Sie schmerzt und wühlt die Seele auf.

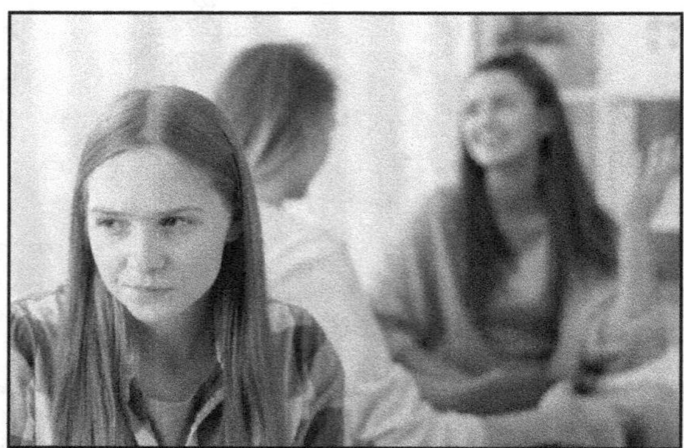

Einmal entfacht, kann sie zum Flächenbrand werden.

Wer gern liest, begegnet ihr sehr häufig.

Der gesuchte Begriff lautet:

„Eifersucht"

Sie ist eine sagenhafte
Schaumgeborene.

In ihrem Kosmos dreht sich
alles um Liebe,
Leidenschaft
und Schönheit.

Zahlreiche Liebhaber brach
sie das Herz.

In der Welt der Pflanzen
wird sie als Göttin verehrt.

Ihre römische Schwester
hört auf den Namen Venus.

Ihr wohlklingender
Name
bezeichnet die Wirkung
anregender
Gewürze.

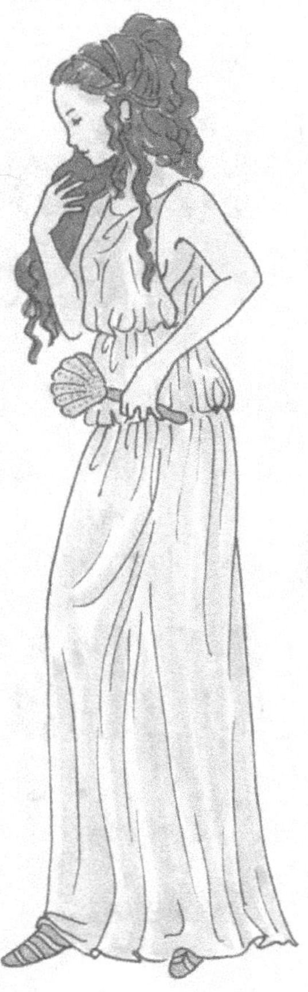

Der gesuchte Begriff lautet:

„Aphrodite"

Nur mit dem Gesuchten sieht man gut.

Liebgemeinte Grüße werden gern so genannt.

Ein Pfeil und zwei Namen
schmücken die köstliche Variante aus Lebkuchen.

Kommt
es aus dem
Takt,
dann
stolpert es.

Bei
Liebenden
ist es
besonders
groß.

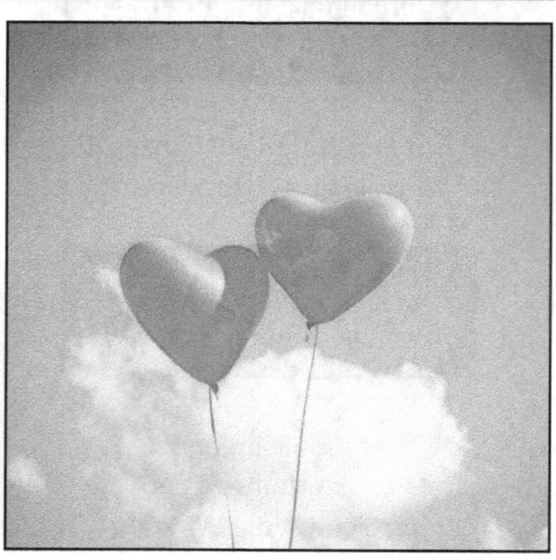

Es reimt sich wunderbar auf Schmerz.

Der gesuchte Begriff lautet:

„Herz"

Man kann es durchaus mehrfach machen.

Einer teilt von nun an die alltägliche Last
mit dem anderen.

Es kommt nicht aus der Mode.

Schick rausgeputzt treten zwei vor den Altar.

Torte, Tanz und eine ausgelassene Feier gehören dazu.

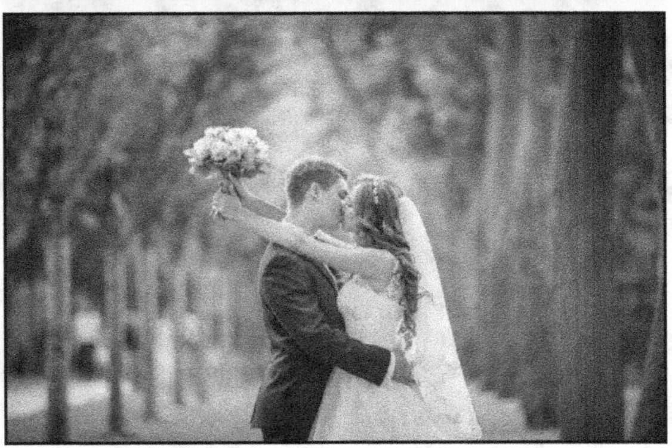

Manchmal ist es ein Bund fürs Leben.

Der gesuchte Begriff lautet:

„Heiraten"

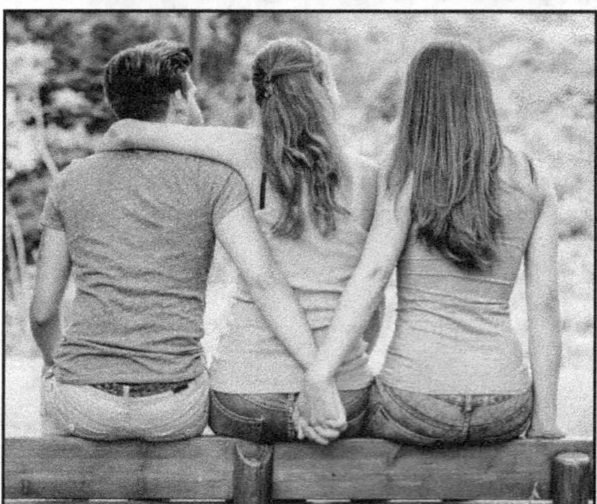

Der gesuchte Begriff lautet:

„Seitensprung"

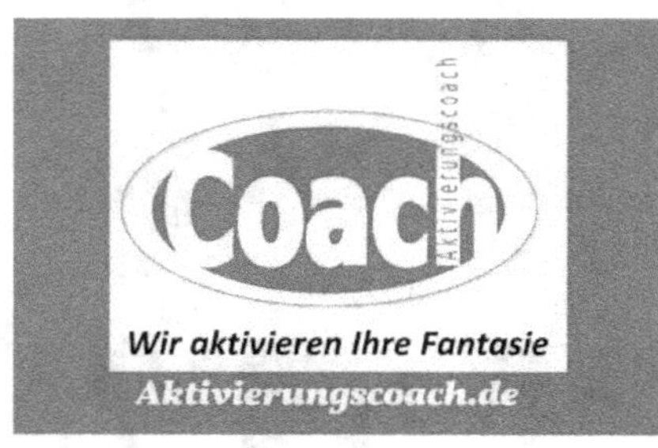

Quellenangabe:

Aktivierungscoach Autorenteam :
Autor der Umschreibungsfragen: Berolina / Pseudonym, Autor der Einleitung, Arbeitsanweisung und Klappentext: Denis Geier

Sehr geehrte Leserinnen und Leser,

stetig sind wir bemüht, Ihnen interessante und spannende Buchprojekte zu präsentieren. Dabei versuchen wir auch, Ihnen als freie Selfpublisher möglichst professionelle und unterhaltsame Texte anzubieten. Alle diese Texte werden mit großer Liebe und Hingabe erstellt und anschließend von einem professionellen Korrektor geprüft. Dennoch kann es vorkommen, dass sich der ein oder andere kleine Fehler trotz aller Sorgfalt eingeschlichen hat. Sollte dies der Fall sein, bitten wir, dies zu entschuldigen. Über eine kurze Info- bzw. Fehler-E-Mail würden wir uns freuen, sodass wir diesen Fehler zeitnah entfernen können.

Wir wünschen Ihnen weiter viel Vergnügen mit unseren Büchern und verbleiben mit freundlichen Grüßen

Denis Geier

mail@AktivierungsCoach.de